Ferruccio Cristallo

L'AMORE SI FERMA

SULL'USCIO DI CASA

In questo libro l'autore, Ferruccio
Cristallo scava nelle pieghe più intime
dell'anima offrendoci una riflessione delicata
e toccante sulla metamorfosi delle famiglie.
Un viaggio attraverso le gioie condivise e le
speranze infrante, tra gli alti e bassi delle
relazioni familiari. Il lettore viene condotto
in un vortice di sentimenti, in una danza
tra l'amore e la perdita,
a nostalgia e la liberazione.

Maria Teresa Vonella

A un certo punto del
percorso qualcosa si mette di
traverso per la via e ti induce
a cambiare itinerario, che sia
un tronco d'albero, la neve,
una voce o pure una poesia.

Onnipresenza

Non essere

o non diventare mai

un genitore che faccia credere

ai suoi figli

"non avrai nessuno,

nella vita,

all'infuori di me".

Pensando poi

del suo essere coniuge,

amante

o ancora genitore,

gli avrai fatta

terra bruciata intorno,

e come dono

una colpevole solitudine.

L'inganno

Si può rubare l'infanzia

facendo credere a un bambino

che, da genitore,

da zio,

da nonno,

tu sia un mito.

Ma devi esserlo davvero!

Quel bimbo cresce

e diventa grande,

l'adulto di quando tu eri

adulto,

il vecchio di quando tu eri

vecchio:

allora ricorderà

che tu magari non eri più
lo stesso che gli parlava
di eroici sentimenti
o della piccola fiammiferaia.
Magari tu sei diventato,
nella pratica, un avaro,
uno che antepone le cose
alla bellezza della vita,
uno che, forse un giorno,
parlava di libertà,
e quanto poi la libertà
è rimasta solo una parola!
E tu hai rubata l'infanzia
a quel bambino,
gli hai mostrato un esempio,

gli hai indicata una via.
Non c'è nessuna via

indicata

che non sia lastricata di

pregiudizio,

di astio misconosciuto,

di inganno.

L'inganno,

quella finzione

che neppure tu conoscevi

con la quale hai adescato un

bimbo

e dalla quale deve assai

penare

per fuggire via.

Il dono mancato

Hai un figlio
e non vuoi lasciargli lo scettro,
il tempo passa
e non vuoi abdicare,
pensi di dargli una mano
e invece ingombri la sua vita,
smorzi la sua iniziativa
e pretendi di controllare
il suo operare.
Gli dici che il solo modo
di intendere quel mestiere
è il tuo.
Ma la vita è la sua

e tu non hai saputo

fargli il dono

che si aspettava da te.

L'eredità non sarà un

dono,

sarà una cosa senza sorriso,

non sarà mai sua

quanto sarebbe stata

la stessa come dono.

E tu ti sei persa

la gioia di un dono

a un figlio.

La maschera

Tu sei una mamma brava,

eccellente,

insostituibile,

una moglie che si è presa cura

di un marito debole,

che ha fatto studiare le figlie

con l'ansia di farne cose

grandi,

che ha consentito al marito

i suoi piccoli spazi di ozii,

le sigarette,

la cura del giardino,

mentre tu consentivi alle figlie

l'intervento di chirurgia estetica,

le visite specialistiche superflue,

le cose che chiedevano

e che non miglioravano nulla

se non iperalimentare il tuo io.

Ora sei la stessa mamma,

tuo marito è in fin di vita,

le tue figlie, ossessivamente,

alla ricerca di sé,

cercando di dare il massimo

per il padre,

per l'immagine che devono a te,

per mantenere il canone

della loro superiorità

preformata

e mai conquistata davvero.

E allora portano sul viso

rughe precoci,

le rughe di una vita

tenuta alle briglie,

di una vita vissuta

per tuo conto.

E sono alle soglie dei

quarant' anni!

Tu lotti ancora

con quello che rimane

della tua immagine,

con quello che ancora

intendi dimostrare,

e parli, parli, parli,

parli di come accudisci

impeccabilmente tuo marito,

di come le tue figlie

hanno imparato da te

ad essere devote al padre,

in maniera speciale,

perché sono tue figlie,

perché tutto è tuo

quello che credi di aver creato,

e parli, parli, parli,

parli di quello che ti circonda

quale frutto della tua

grandezza,

e parli, parli, parli,

adesso che le parole sole

ti sono rimaste

per far credere ancora

che dietro il sipario

ci sia di più.

Tu che non vuoi vedere

"La stanchezza
è il premio alla fatica"
e tu, in fuga dal vedere altro,

l'hai cercata

così come l'hai detto

e l'hai trovata ogni giorno,

per non pensare,

per non doverti fermare

e guardarti indietro

e cambiare strada

e pensiero.

Perduto

Quando perdi la stima di te
sei perduto,
allora cerchi di possedere gli
altri,
di sgomitare
per darti la ragione che non
hai,
puoi esercitare la violenza,
puoi voler cercare
di ottenere cose costose
benché inutili,
per dissolvere nelle apparenze
quello che dentro di te è finito.

Accetta la fine, allora,

e non cercare di vincere,

con effimerezze,

una partita persa.

Forse non chiusa

se conoscerai il silenzio

e se saprai identificarti

col tuo stato,

senza rifiutarlo.

Vincere a tutti i costi

non ti farà vincitore,

fermati in tempo

prima di perdere tutto!

Tu che fuggi

Guardati, che stai fuggendo

ancora,

che fuggi da sempre,

addirittura da che sei nato,

che fuggivi dall'infanzia

con la meta di diventare

grande,

che fuggivi dall'adolescenza

con il mito di diventare

adulto,

che sei fuggito dai sogni

perché ti hanno detto

che un sognatore è un
derelitto,
che uno semplice
equivale a uno scemo.
E allora sei fuggito
e fuggi ancora
con quella misera esca del
futuro
a farti correre,
senza raggiungerlo mai.

Il futuro!

Il futuro non è una meta

più che non lo sia la cornice

quando acquisti un quadro,

il futuro è un nome,

ecco, si chiama domani,

è nulla più che un nome,

in nome di cui si investono

risorse,

si lasciano incastrare sogni,

si annullano i sorrisi

che potresti avere oggi.

Il futuro non dà gioia,

non dà più dell'attesa

che diventi oggi,

a patto che tu sia capace

di fermare la corsa

e, quando è oggi,

fermati a capire

che sapore abbia.

Domani non ha odore,

il profumo è sempre quello di

ieri,

quello che il ricordo

sa portarti fino al cuore.

E tu fuggi però,

perché ti hanno insegnato

che è un dovere,

fuggi perché gli altri fuggono,

fuggi perché non ti basta

che ti sembri semplice vivere.

E allora fuggi

perché ti hanno detto che la

vita è dura,

che la vita è sofferenza,

che la vita è dovere.

Mai che qualcuno ti abbia

detto

che la vita è un sorriso.

Sorridi al tuo momento

Che è l'unico in cui sei,

sorridi che il tuo momento

con un sorriso ti risponderà.

Sorridi che non è mai
troppo,
sorridi che la vita è bella,
sorridi e basta
al tuo scorcio di eternità.
Lascia per strada le catene,
tutto quello con cui
ti vogliono legare,
i tuoi sensi di colpa,
la tua miseria vera.

Il bersaglio

Torni a casa

e la tua donna ti assale

con tutti i problemi del suo

mondo,

con tutto il suo odio,

quello per se stessa

che fa mutare in odio per te,

e gli aggiunge le angosce per i

figli

e se non sono quelle,

le angosce per il futuro,

e se non sono quelle,

le ansie per la cellulite,

perché non è vita,

perché le pareti non sono

tinteggiate di fresco,

perché c'è una macchia di

umido,

perché il vicino fa rumore,

perché c'è troppo caldo

o troppo freddo,

perché la lavatrice non

strizza,

perché i figli sono rincasati

assai tardi,

perché non si sente libera.

Di che?

Di tutti i non lo so del

mondo

vestiti di altro.
C'è allora che non
funziona.
E, allora, scansati,
che fare da bersaglio
davvero non serve.

L'ostaggio

Quando la tua donna

ti urla contro la sua rabbia

e non ti scansi,

sei un ostaggio,

quando ti dice una sola

parola

di disprezzo

e non vai via,

sei un ostaggio.

Allora tu rimani

a proporti ancora,

lei ti evita

e tu le corri dietro,

sei un ostaggio.

Allora lei ti dice

che ha mal di testa,

che deve dimagrire,

che ha la pancia gonfia,

che ha vergogna

perché ha un foruncolo,

è di te che ha vergogna

e di se stessa

perché sei ancora lì,

il suo ostaggio.

Allora tu insisti a rimanere

e credi forse che un figlio

renda la vita migliore:

sei pronto a diventare

un doppio ostaggio.

Lei urlerà che il bimbo non
mangia,
che il bimbo la fa arrabbiare,
che non studia,
che è stanca di seguirlo,
e tu sei lì,
il suo doppio ostaggio.
Non sei andato via per te
solo,
non puoi andare via adesso
lasciando con lei il piccolo,
parte di te.
Adesso, in silenzio,
devi subire
perché, se vai via,

lei terrà in ostaggio il bimbo

per vendicarsi di te

che non l'hai resa libera

quando ti diceva il suo

disprezzo.

Adesso hai ragione ad aver

paura,

ella ti additerà al bimbo

come la causa dei suoi mali,

se vai via

te lo terrà lontano

o lo porterà via con sé

ancora più lontano

perché perda le tracce di suo

padre.

Allora sì ti accorgerai

di essere ostaggio di amore

perché il tuo bimbo lo ami

davvero,

andrai via

ma non riuscirai a correre,

le tue gambe non corrono più

e questa tua esistenza

ti farà ostaggio col suo

silenzio,

come quando il primo urlo

contro di te,

non ti aveva mosso

a fuggire.

Lui ti dice

che sei stupida,

che senza di lui non vali

niente,

che t'ha fatta civile,

che sei malata

e nonostante tutto

fa il sacrificio di farti da

marito.

Poi è capace finanche

di trovare un passo delle sacre

scritture

e di interpretarlo

nel senso che la donna è

inferiore,

e tu, che addirittura sei il

sostegno della famiglia,

arrivi forse a convincerti di

essere nulla,

quando insiste che sei brutta,

che cammini coi piedi storti.

E poi ripete "stupida"

e tu riesci pure a giustificare

quei suoi modi sgarbati

come fatto di carattere,

come che il carattere

giustifichi un pensiero

e quella parola

che ti risuona dentro

con l'amarezza di che

tu sia veramente incapace.

Allora guardi tuo figlio,

se tu puoi sopportare

di sentirti dire "stupida"

tuo figlio non capirà

che non è vero,

che tu rimanga

a lui non serve,

potrebbe finire col giustificare il

padre,

potrebbe non capire

se tu rimani a subire.

E allora, "dai che non sei

stupida"

se vai via.

Non barattare la libertà

con nulla d'altro al mondo,

se ti propongono cose belle

ma ti accorgi che è un

inganno,

che ci stai rimettendo la

libertà,

non stare al gioco.

Con la libertà non si viene a

patti,

si ama ed è tutto,

se rinunci,

la sua idea ti seguirà ovunque

sarai

col suo fantasma,

ovunque sarà il tuo tormento,

dappertutto la vedrai

come fatto d'altri,

come fatta per altri,

come la nostalgia

se l'hai conosciuta,

come il nulla

se non la conosci,

come il dolore

se non hai saputo amarla.

Schiavo

Sei schiavo se non puoi dire

le parole che vorresti,

se non puoi che la nostalgia

ti guidi a riparare il tempo

e gli errori,

se devi celare le lacrime

perché non puoi dire perché,

se devi mettere in uno scrigno

i sogni che vuoi ancora

seguire

e i desideri che ti tengono,

se il buono che puoi ancora

esprimere

non puoi dirlo

e devi mostrare il sorriso che

non hai,

come una tenda troppo

leggera

contro il vento

ma non è un aquilone.

Quella scala

Quella scala di marmo
bianco
che dovevi lavare
più volte al giorno,
e dall'alba,
che eri ancora a letto,
udivi la tua mamma
che parlava e borbottava
sul da farsi,
pulire,
lavare i vetri,
i panni da sciacquare
con l'acqua gelida

di quegli inverni,

levarsi dal pranzo

e già pensare

al da cucinare per la cena.

E borbottava la tua mamma

che la casa era sempre in

disordine,

che giocare era perdere

tempo,

che eri troppo lenta

nei lavori di tutti i giorni.

E tu ripetevi a te stessa,

ogni giorno,

ogni momento,

"non posso finire così,

non può essere questa la vita".
E i litigi dell'ora del pranzo
ad acuire il tuo proposito di
fuga.
Gli uomini tornavano, poi,
con le scarpe infangate,
e quella scala
da lavare ancora.
E sei andata via.

Pioveva

Pioveva!
Ma era tua la pioggia,

quella che ti consentiva

di giocare con l'ombrello,

a danzare sotto di lei

e ti faceva libera.

Era tua la pioggia

che quando veniva giù

era una festa,

non c'era da innaffiare

l'orto,

la gente non passava

e la tua mamma

non ti chiamava a lavare la

scala,

quella scala di marmo bianco

che andava a cercarsi ogni

impronta.

Pioveva!

La tua pioggia

che t'è rimasta dentro

come una porta infinita

per essere te stessa.

E quando piove

pure oggi te la ricordi

che era la tua domenica

poi che non c'erano

domeniche,

poi che nessuna messa,

nessun giorno senza scuola

sapeva far festa

e interrompere quella voce

che ti chiamava a doveri,

inutili,

senza fine,

senza pace,

se non la pioggia.

Tu lo guardi

Tu lo guardi

e non sai più

perché lo hai sposato.

Non ti sembra più

neppure un estraneo

ma quel soprammobile inutile

che non ricordavi più di

avere.

Lo guardi

e finisci con l'identificarlo

con quella valigia semiaperta

che non hai più riposta

e nella quale inciampi ogni

giorno,

e ogni giorno

ti proponi di toglierla da lì.

Allora lo guardi,

vorresti trovare le parole,

una parola sola, magari,

che sappia significare,

ancora,

qualcosa di buono.

Poi ti manca la voglia,

anzi ti è rimasta la certezza

che sia tutto inutile,

che le parole non le ricordi più

e non ne hai delle nuove.

Lo guardi,

magari non riconoscessi

i suoi occhi,

le sue mani,

guardi i suoi gesti,

ti danno fastidio

ma resisti al coraggio

di raccontarlo a te stessa.

Però non puoi non

domandarti

"e ora, che me ne faccio?"

Tu che ancora piangi

Tu che ancora piangi

perché lui ti costringeva

ai doveri coniugali,

e tu che sottostavi

per rabbonirlo,

perché altrimenti urlava,

prendeva a calci le porte,

tirava giù la tavola

imbandita,

terrorizzava i figli.

E tu piangevi dentro

lacrime che non si asciugano

e che bruciano ancora.

Tu che aspetti

Tu in silenzio

che aspetti lui che torni,

tutti i giorni,

e lui torna

tardi,

tardi da tanto tempo

che ti sembra

di aver sempre aspettato.

Poi arriva

e non ti sembra vano

avere atteso

e sorridi,

celando,

la tua pena antica.

Ti accontenti della presenza,

ti fai bastare poche parole,

ti adegui ai suoi tempi,

ai suoi hobby,

alle sue bugie.

E, in silenzio,

torni ad aspettare,

la sera,

la notte,

quel ritorno.

Non aspettare

Non aspettare,
scrivere la tua storia interiore
puoi farlo ogni giorno,
amandola,
senza trattenerti,
senza aver paura
di amare
e di mostrarlo
quando è vero.
Non aspettare!
Domani è già troppo tardi
per dire "ti amo!"

Non farti del male

Non farti del male!

La pena che ti sarai

procurata

La farai pesare,

un giorno,

sull'altro.

L'altro potrebbe, finanche,

non aver capito

il male che ti sei procurato

per lui.

E tu, allora, aspetterai

fino al giorno

di buttargli addosso il tuo

rancore

o sarà una malattia

a spezzarti

e a tagliare

quello che ti sarebbe rimasto

da vivere.

Altro

Vedi un cumulo di cose

inutili

e le consideri altro da te,

vedi gli altri

che ci si affannano intorno

e sono altro da te,

senti fastidio

e non è altro da te.

È il tuo dire no

ma vale poco.

Se gli altri non ti ascoltano

allora taci

e, col tuo fastidio,

non continuare

a tentare di salvare

quello che non merita.

Ti derideranno magari

per il tuo essere presente

e, se non vai via,

prenderai a deriderti da te

stesso

e a non poter contare

più su di te

e sul tuo guscio.

No,

quello non perderlo mai.

Senza un sorriso

A schivarvi l'un l'altro
per una vita
poi che vi eravate legati
per la vita.
A cercare il capo del filo
per dividere la matassa
in due pezzi distinti
ma che sembrasse una.
A guardarvi nel vivere
per non restare imbrigliati
nell'esistenza,
aggrappati, l'uno e l'altra,
a una diversa strada,

per rifuggire il rischio
di dover andare
per la stessa via.
Il resto l'ha fatto il tempo
con la consuetudine
di bere a calici differenti
a farsi consuetudine
di essere così

senza un sorriso.

Nell'ombra

Tu che ti occupavi di politica,
di cose da uomini,
di giornalismo,
di crescita di immagine,
e tua moglie stirava,
si occupava della casa,
e la sua immagine
era il solo riflesso del suo
operare
nel chiuso delle mura.
E c'era il divario
delle immagini!
Ora tu ti levi appena

dal letto,

da una sedia,

lento e difficile l'eloquio,

pochi passi fino al caminetto;

e tua moglie stira,

si occupa della casa

con immagine di sé

accresciuta

dal tuo lento finire,

dal tuo essere in gabbia,

col suo habitus non più

silenzioso,

con le sue rimostranze velate

dell'aver sempre desiderato

di vivere in città,

ed essere, invece, rimasta al

paese,

nell'ombra,

all'ombra di chi si accresceva

senza accorgersi di lei

in quel silenzio tremendo

della solitudine in due.

Cinquantasei anni dopo

Quelle rose non hanno
profumo,
come un corpo imbalsamato
non esprime presenza,
dopo tutta una vita,
anno dopo anno,
ella avrebbe desiderata una
carezza,
un abbraccio,
una parola,
un sorriso,
non quel gesto
a ripetersi senza anima

cinquantasei anni dopo,

via via con più silenzio,

via via senza più vita.

Feste

Feste!   Inutili

come le famiglie

che credono ancora

che il valore del natale

sia sedersi attorno a una

tavola.

Bambini, ancora costretti

da vincoli che non

riconoscono,

adulti che si costringono

come forzati

là dove nessun messia

nato

o risorto,

potrà mai

dare resurrezione alcuna.

E, tuttavia consapevoli,

ci si dà appuntamento

a un'altra festa ancora,

ammesso che sia festa

Prima che accada

Giovani,

che siete in tempo,

fuggite dai vincoli inutili

e da chi vuol mettervi un

cappio,

qualsiasi,

mascherato pur d'oro,

che sappia pur di miele.

Indagate,

fino in fondo,

se il sorriso che vi si propone

sia o no la maschera

della vostra possibile rovina.

E sappiate dire di no.
Un sole,
solo dipinto,
sarà pur bello
ma non scalda
e non fa luce.

Vinto

Una vita intera

a dire "sì" all'altro,

a dire che è vero

quello che dice,

a ripetere che è giusto

quello che fa,

a continuare a credere

davvero

che sia l'altro

la vittima del gioco:

del gioco a due.

E tu ti senti in colpa,

per questo continui a dire "sì",

stupido, che non ti sei assolto

prima di cominciare

questo gioco al massacro

in cui nessuno vince

e non ha vinto mai.

Lascia aperta la porta

Lascia aperta la porta,

che nessun rancore

sappia indurti a chiuderla,

lascia aprirsi il sorriso,

ti farà luce

in qualsiasi buio.

Lascia che un germoglio

d'amore

sia visibile,

cerca tu stesso di vederlo

e che vada per il mondo.

Non lo tenere stretto,

tanto egli vaga lo stesso

e, se lo riconosci,

torna da te

e non ti abbandona.

Il bene non ti lascia solo,

neppure quando credi

che nessuno sia con te,

e sa cercarti lui

per mostrarsi,

e, quando ti senti troppo

piccolo,

per vederlo.

Oggi è un raggio di sole,

potrebbe essere una parola,

potresti essere tu.

Un dono prezioso

Non diventare mai un mito

per i tuoi figli,

i miti legano

e ai tuoi figli è meglio

regalare la libertà.

L'amore non è un mito,

non è un modello,

non è un'idea,

l'amore esiste

fino a quando esiste

la libertà di esercitarlo,

di donarlo,

di riceverlo,

di viverlo.

E non ti fa prigioniero
poi che non ha pretese,
non vuole essere ammirato,
non cerca di sovrastarti con
la parola,
non ti subissa con i suoi
contenuti.
Nessuno debba sentirsi non
adeguato all'amore.
Sono i miti
che ti fanno sentire
inadeguato,
così ti fanno schiavo.

E neppure sono veri!

Grandezza

Un lenzuolo steso ad

asciugare

al vento,

alla pioggia,

al sole,

esposto agli eventi

come la vita.

Quanto più rimane appeso

prima di tirarlo via

tanto più rischia

di strapparsi,

di macchiarsi,

di volare giù.

Appeso a un'altra corda

un fazzoletto,

esposto come quel lenzuolo;

al vento svolazza meno,

gli uccelli rischiano meno di

sporcarlo

e meno rischia di staccarsi

e di cadere giù.

Così nel corso di una vita,

l'andare del tempo

la lacera con gli affanni,

con le malattie,

con la vulnerabilità della

senescenza.

E, quanto più grande è una

famiglia,

tanto di più sono le occasioni

di lutti,

di ansie,

di macchie per l'esistenza,

e quanto più ti sei fatto

grande,

tanto più sentirai rammarico

per l'estinguersi dei tuoi averi.

Sorride quel fazzoletto

steso accanto,

che il vento non è capace di

strappare

e che riesce a non distinguersi

da lontano

quando il lenzuolo cade in

pezzi,

in cento quasi fazzoletti.

Voragine

Sembrava che le mura stesse

inghiottissero la donna

e si cibassero della sua

umanità.

I lavori domestici

non hanno bisogno di essere

compiuti,

la loro stessa idea

consuma la donna

e la fa schiava.

Non c'è schiavitù subita

che non si muti in schiavismo

o attenda di mutarsi.

Così la donna attende

l'uomo

al varco della sopportazione

e gli sventola lo spauracchio

dei lavori domestici.

E la casa ingoia tutto,

i lamenti che non ci sono

altrove,

il buongusto,

la tenerezza,

il tempo della vita,

l'amore.

Lavori forzati

Volto riarso

più che una mondina,

volto senza sorriso

più che una forzata,

occhi senza lacrime

colmi di odio negato,

dolore senza inizio,

tramandato di madre in

figlia,

con oggetto la casa,

con scusante la casa.

Fuggi se sei in tempo,

fuggi!

Il tuo guscio

Non perdere mai il tuo
guscio,
qualunque cosa sia,
è tuo.
E quando gli altri non ti
capiscono,
quando ti tradiscono,
quando stai per essere
abbandonato
pure da te stesso,
devi poter contare
sul tuo guscio,

quello che hai costruito nel
tempo,
quello che è te,
quello che, qualsiasi cosa tu
abbia fatto,
ti abbraccia,
ti protegge dagli esisti di una
sconfitta
come dalle insidie della
gloria,
dall'oblio
come dalla riconoscenza;
solo il tuo guscio
non pretende di farti schiavo
ma neppure di servirti,

è là,

esiste,

complice della tua esistenza,

mai giudice,

ma vero

e tuo.

A te

Vorrei donarti il cielo

ma tu sai già guardare il cielo

vorrei donarti il canto dei

grilli

ma tu sei già capace

di incantarti dinanzi alla

luna,

all'acqua che scorre,

alla voce degli uccelli.

Vorrei essere il tramite

per la tua serenità,

un po' della tua gioia,

quella che è dentro

a una idea di libertà,

la libertà stessa

di essere quello che vuoi,

l'impegno mio

a non limitarti,

pur con parole,

gesti

o col solo fatto di esserci.

E veglierò su di me

per non fermarti,

per lasciarti vivere,

che libertà e vita sono la stessa

cosa.

Tu guardala in faccia

la vita

e ama la libertà

più di ogni cosa,

che ti sia vicina

e che non resti mai solo una

parola.

Ma che sia tu.

Figli miei

Figli miei,
siete la certezza dell'amore,
la continuità senza riserve,
la favola vera
senza bisogno di perché.
Siete il volo che ho spiccato,
il volto dell'eterno
che ho visto,
il sorriso
che ho vissuto,
il bello vero
che sapete fare mio.
Mio perché fisso negli occhi,

fermo nell'anima,

vivo nel cuore,

eterno.

Figli miei,

vi trovo dappertutto dentro

me,

vi tengo per mano,

o ancora di più,

voi tenete per mano me.

Quando mi parlate

con la sicurezza dell'amico

migliore,

quello che non esiste

altrimenti,

quando mi guardate

e mi donate l'amore speciale

che sapete riservarmi,

allora nulla di me

potrà essere stato vano.

Spiraglio di primavera

Inverno.

Esce il sole

e i primi fiori,

gialli,

che fanno il più possibile

per somigliare al sole.

D'improvviso

sembra palesarsi

e accrescersi l'oblio del freddo

e del buio prolungato

della notte d'inverno.

E tutto appare,

di nuovo,

possibile

e il bene ritrovato

essere il solo padrone

degli occhi e dell'anima.

Potresti pure dimenticare

e ti accorgi

che è facile cadere

nella trappola

di aver cancellata

la tema dell'inverno vero,

quello che ti fa lacrimare gli occhi

e rompere la pelle delle mani.

Ma arriva la notte

di quel giorno stesso,

e tu non cancellarla

dall'idea,

per non odiarla.

A un amore

glielo devi

di non trascinarlo nel tempo

quando non è più,

quando non puoi più

guardarti negli occhi

e l'un l'altro,

quando non sai aprire bocca

più

se non per ferire.

Eppure se l'hai amata un

giorno

il tuo amore è lì,

se è esistito

glielo devi di non sciuparlo

con le bassezze

di che un essere umano è

capace

o con l'indifferenza.

E allora lascia

che quell'amore esista

nonostante voi due lontani

e così incapaci di farvi male

e di contaminarlo

come quando non sembrava

più amore.

Paura

La paura comincia

quando un padre

urla al suo bambino

"basta!",

quando una madre

urla al suo bambino

"mi ammazzo!".

E tu, bambino per sempre,

te la porti dentro

per la vita.

Tu che gli hai creduto

Lui ti ha detto

che lascerà la moglie

per te.

Tu aspetti,

lo ami,

credi alla disperazione della

sua vita.

Ti ha detto che sei l'ancora

della sua felicità,

che, a casa, non è vita,

che ha bisogno di un po' di

tempo

e poi sarà con te

non solo per quei pochi

momenti

come fino ad ora.

Il tempo si è allungato,

quei momenti si fanno

abitudine,

le tue paure,

a esprimerle, non valgono,

la tua angoscia, per lui, è

fretta.

Tu sai di amarlo

e sei ferma al bivio del

silenzio,

sai che non serve

chiedere di più.

Accetti e vai avanti

facendo finta, con lo specchio,

di non vedere quella ruga in

più.

E cambi il taglio dei capelli,

un po' di trucco ancora

che non colora

e che non scalda il cuore.

Aspetti

e la strada che hai impegnata

si fa salita,

di pietre e ghiaia

e sdrucciola.

Lui ha dovuto ricorrere

all'ospedale,

tu non puoi corrergli dietro,

sua moglie prende le

decisioni,

gli sta accanto

magari detestandolo

ma finalmente alla sua

mercé.

Tu sai che è diventato un

oggetto,

sai che ha sbagliato

a non andare via prima

e ora forse tornato indietro

per sempre.

Quel per sempre

ora vuol dire altro.

A te sai che non basterà il
fiato,
sai che la tua non sarà più voce,
sai che il tempo ti è sfuggito,
anzi sei certa che è andato
anche più in fretta.
Allora ti guardi indietro
ma, come i passi sulla sabbia,
i primi li ha cancellati il
vento,
quelli dopo, le lacrime.
Hai atteso per un figlio
o per un giorno tutto intero
insieme.
S'è fatta notte

e senza luna:

gli ultimi passi

non li vedi più.

La suora

Avevo pochi anni

e mia madre pensava a mio

fratello,

ancora di più

faceva le moine a mio padre

e dominava la scena.

Ha rubato la mia scena.

Mio padre le ha voluto bene

e lei lo ha preso tutto

senza lasciare per me

quello che mi aspettavo da lui,

senza che io riuscissi

a farmi vedere.

Io lo cerco ancora

mio padre,

cerco, in questa vita

da orfana a metà,

una vita che mi adotti per intero

senza che quello che io mi aspetti

sia rubato.

Allora mi sono lasciata morire

in convento,

spacciandola per la mia vita,

perché, papà, tu mi cercassi

e scegliessi

tra mia madre

e me, la figlia incapace di volare

perché dalla gabbia non si può.

Ora ti scrivo,

padre mio,

cercami,

guarda in te

e corri a prendermi

con un dono tutto per me,

quel bacio trattenuto da sempre,

e aiutami

a trovare le ali

che non ho avute ancora.

Non sono io una suora.

Penso

a quando mi bastavi tu,

a quando ti bastavo io

ed eravamo felici,

semmai con il velo di tristezza

di che il tempo non ci sarebbe

bastato

per dirci tutto,

tutta l'infinità dell'amore,

più grande di tutto,

più bello di tutti,

unico

come per altro impossibile,

esclusivo per noi

e a tutto il resto del mondo

precluso.

Ah! Giammai poteste

risvegliarvi

da un sogno sì grande!

Ah! Giammai tornaste

dall'estasi

e vedere un mondo di fuga

e viverci

come che ancora sia possibile

dopo un viaggio d'amore sì

bello.

E tuttavia non dire "no"

se hai amato,

non gettare via la ricchezza

che avevi ritenuto tua

sporcandola con l'amarezza

delle incomprensioni,

con l'additarsi,

coi rancori.

Allontanati, allora,

dall'oggetto

che fu il tuo amore,

per amore,

lo stesso che ti fa riporre

in un cassetto

un giocattolo rotto

con cui non giochi più:

te ne allontani

ma non lo butti via,

e qualche volta lo penserai.

Augurati sia sempre

con una lacrima di

gratitudine.

A mio padre

Curvo

ti aggiri tra i banchi,

la merce,

gli scaffali di quell'azienda

che è stata la rappresentazione

di te.

Chissà se ti domandi

quante volte

e come sempre ti sia rifugiato

tra quelle mura

e quelle cose,

le tue schede,

le tue vetrine,

il tuo lavoro.

Quanto hai sostituito di te

con quello che è stato il tuo

fare

e lo è ancora,

stancamente,

la tua dimora!

La mia angoscia

di non poter penetrare,

di non sapere aiutarti

a dissolvere la nebbia

di questa tua solitudine.

Solo,

senza lacrime che si vedono,

con tanta paura

di quello che sei,

col rimpianto, forse,

di non aver saputo essere

altro.

Ti vedo,

la tua amarezza di sempre,

manifesta ancor di più,

via via più che il tempo sia

andato avanti

e ti abbia trovato

a spostare i traguardi

inevitabili

con la quotidianità

ostinatamente uguale

a resistere.

Curvo,

sotto il peso inevitabile

degli anni e della vita,

lì,

testimone superstite

di un mondo che è cambiato

malgrado le tue mani

abbiano tentato di

mantenerlo uguale.

Papà,

riconosco la mia fortuna

di aver capito per tempo

che l'amore è un'altra cosa,

è leggero,

è in movimento,

è l'anima,

è tutto,

sono i figli,

il sorriso che mi dona la mia

donna,

il momento che vivo,

il senso di esistere

come parte dell'aria,

dei profumi,

degli alberi

e quella cosa ineffabile

e senza fine

che mi comunica

"tu esisti!".

Parlo di amore,

quello che ho per voi,

figli miei,

e soprattutto di quello che mi

restituite

a suggello del percorso

di una vita,

che siete proprio voi

a dare a me

come da voi promana il mio

essere migliore.

Ho avuto la grazia di

conoscerlo

questo amore,

che non è scontato

per il solo fatto di essere vostro

padre,

ma perché non mi guardate

con l'ovvietà con cui si

guardano i padri,

come usurpante,

maldestro,

da sopportare.

Lo leggo ogni volta che

siamo insieme

ed è speciale,

per me,

riconoscere nel vostro

abbraccio

la sincerità

e la forza di questa cosa vera,

più vera e più bella

di ogni parola che io sappia

trovare

per voi,

il dono,

oltre il quale,

nulla ho da chiedere ancora.

Coppie

che si sono dette sante per tutta
la vita,
gente che ha creduto di essere
unita
perché va in chiesa la
domenica,
oppure a pasqua,
e perché, un dì,
fu un prete a unirli in
matrimonio.
Poi si sono chiusi
e hanno preso a giudicare gli
altri

e, come arbitri impietosi,

hanno detto di censura

sui costumi liberi

o facili,

sulle cose che sfuggivano

alla schiavitù normale nei

matrimoni.

Poi il tempo,

pietoso coi semplici

e inesorabile coi più rigidi,

arriva a spezzare

ogni illusione di perfezione

e, tanto più resistono,

tanto più una demenza

impietosa

si fa padrona della mente che
invecchia
e dei respiri repressi
dell'anima.
Allora la coppia esplode
sul disfarsi del corpo
e sperimenta l'odio manifesto,
nella demenza si gettano
addosso all'altro
rancori antichi
e supposizioni mai espresse
e odio mai riconosciuto.
E quello dei due ancora
sano
prende a dire dell'altro

"non lo riconosco più!"
E invece non va a cercare
La capacità ormai perduta
oltre che mai avuta,
di conoscersi davvero
per paura di essere chiamato
a dover fuggire
in tempo.

La bottiglia

La vita è somigliante a una
bottiglia.
Per tutta la durata
continuiamo a riempirla
coi nostri sentimenti;
c'è poi il momento della
senescenza,
della cattiva salute,
della cattiva sorte.
È lì che la rovesciamo.
Dalla bottiglia verrà fuori
tutto

e solo quello di cui l'abbiamo

riempita:

sia d'amore

e verrà fuori amore,

di odio

e verrà fuori odio.

Come una bottiglia vera:

l'avremo riempita d'acqua

e verrà fuori acqua,

l'avremo riempita di olio

e lascerà uscire olio.

Non altro.

Per dire grazie

Basta un istante

per dire grazie,

per il sole,

per l'acqua,

per il verde,

pure per una lacrima,

per un sorriso,

per una parola,

per una intenzione,

per una idea,

per un bacio,

per una volta,

e poi per sempre

se sei capace di essere felice,

pure quando piangi

ma perché respiri,

pure quando non ti accorgi di

vedere

ma sai affidarti alla vita

e a quella forza

che possa avere il volto che ti

pare

e ti cerca,

ti parla,

e tu stai ad ascoltare.

Dove vai?

Ti sei fatta scegliere,

tu non avevi un motivo forte

come l'amore,

per desiderarlo davvero,

ma la certezza che fosse

arrivato il momento,

il momento,

non l'uomo giusto,

per avviare una casa,

una cosa normale in fondo,

una cosa che finisce

con la scelta delle mattonelle

e si suggella con l'abito

bianco.

Ma era questo che la tua

anima

aveva chiesto a te?

Il tempo è passato,

tre figli di età assai diverse

per essere una combriccola

che gioca e pensa insieme,

in fondo una copia della tua

vita da fanciulla

con il dovere mai messo in

discussione

ma con i desideri all'ultimo

posto.

Ora sei qui,

non vuoi neppure pensare

che il marito possa essere

la causa del tuo malessere,

e non lo è.

Lo sono i tuoi "si"

incondizionati

a continuare

là dove la tua intelligenza

ti sussurra "vai via".

E non per colpa di lui

che è il più buono del mondo,

non per colpa di nulla

che sia personificabile

ma per tutti i "no"

che avresti dovuto dire

e che sono rimasti

sulla porta di te,

e oggi che l'uscio si è fatto più

fragile,

premono per entrare

a dirti che non si sono

dimenticati di te,

tu non ricordi più da dove sei

partita

ma la vita ti presenta il conto,

quello che presenta a tutti

che si sono dimenticati di lei

e del suo presente vero.

Oggi che non riesci neppure

a versare una lacrima per te,

i segni del tuo stare male

sono venuti a cercarti,

a tentare di svegliarti

e a domandarti:

"Rosanna dove vai?"

Domenica

Te le ricordi le domeniche?

Quelle dell'odore delle polpette

e delle liti a pranzo,

quelle della gita al mare

e del ritorno con mamma e

papà muti

o che animavano discorsi di

scontento,

di recriminazioni,

di cattiverie.

Te le ricordi le domeniche?

Quelle della messa

e della lite pronta all'uscita,

quelle della scampagnata

coi bambini, poi, che
piangevano,
quelle del luna park
con le scenate di gelosia,
quelle della partita
e lei a casa che cercava una
rivincita,
quelle della visita ai parenti,
quelle del familiare
che se l'era conservata
la polemica per la domenica.
Te le ricordi le domeniche?
Quelle insieme ai cuginetti
e quelle da soli
a guardare dalla finestra

per le strade senza nessuno,

con quel tramonto

che avrebbe fatto assai meglio

a finire presto nella sera.

Te la ricordi la sigla

della "domenica sportiva"

e quella di "domenica in"?

te la ricordi la mamma

che aveva accumulata la

rappresentazione

di tutte le fatiche domestiche

e il papà a preferire

di star fuori

per non sentirsi additare?

Te lo ricordi papà

che diceva, ogni domenica,
"così passa la vita!",
e mamma che parlava dei
suoi fratelli,
buoni, bravi e belli?
Te le ricordi le domeniche,
quelle dei compiti a casa,
delle poesie a memoria,
del riassunto dei promessi
sposi,
delle fidanzate che non
potevano uscire,
di te che sapevi
che avevi davanti
una settimana di sconfitte,

di te che non sapevi

che se non fuggivi di

domenica

saresti rimasto prigioniero

per sempre.

Basterebbe cercarsi

e io ti cerco,

basterebbe trovarsi

e io ti trovo,

basta pensarsi

e costelli i miei pensieri,

adagi la mia vita

discreta

sul mio percorso.

Basta guardare

nella stessa direzione

e dividere un'emozione in

due,

avere voglia di te

e tu esserci,

sapere ancora prima

quello che vai a dire,

quello che dico anch'io.

Avere sciolto le vele

nella navigazione,

remare in acque calme,

aspettare che avvenga,

trovare una stella

e volere che sia tu

a vederla per prima,

e poi la luna insieme

e il canto dei grilli

e quello che pure non so

lo sappiamo insieme.

Basta avere un'idea
semplice
e tu sei un'idea perfetta,
basta volerti bene
e io ti voglio bene.

La farfalla

Una farfalla
la vita,
sta sul palmo della tua mano,
leggera,
appena percettibile,
bella,
libera,
un sorriso.

Deciderà lei
se rimanere o volare via,
se tornare o volare intorno.

Osservala,
non pretendere sia tua,

ma tua è la sensazione

che ti dà quell'essere

evanescente.

Non tentare di fermarla,

non puoi,

rischi di schiacciarla

e

non è più vita.

Mi ami,

e pure il mio silenzio

è capace di destarti,

i miei passi senza strepito

li avverti

e sei sveglia.

Mi chiami,

con quelle parole

semplici e d'affetto

che hai scelte per me

e che riconosco

e che non mi fai mancare

come il nostro conoscerci del

tutto

a cui non chiediamo

che di essere così

e nulla d'altro.

Sei come quegli alberi

dai fiori viola

in mezzo alle altre piante

uguali a tutte le altre,

ti si riconosce

come quell'unico gabbiano

che puoi incontrare

avvistandolo su uno scoglio

che pare messo lì solo per te.

Sei come l'acqua

che ripete un verso semplice

come un sorriso antico

e pur di sempre,
sei come quel ritmo
della musica che mi piace
e che mi dà le lacrime
che non so contenere,
e sono nostalgia
e più che gioia.

Figli miei,

non fatevi mai oggetti

in mano alla gloria effimera

di alcuno.

Siate accorti

a una via lastricata di

trappole

che non si sentono

se non dopo tempo che sei

caduto

e, da dentro, è possibile,

ma non del tutto facile

uscire.

Ma uscire è d'obbligo

pena che la vostra umanità

e il vostro ingegno

restino bloccati

a un livello di prigionia

inutile e perverso

che vi fa suo

come una sabbia mobile.

E può tingersi

di apparente amore

e di una mano sbiadita di

gioia,

di un quanto di progetti

che resteranno inerti

con un miraggio

di felicità inesprimibile.

Non delegate ad alcuno

la vostra libertà,

e soprattutto guardatela in

volto

a patto che abbiate imparato

a riconoscerla.

Mi basta

Mi basta

aver avuto gli occhi

per vedere,

essere nato

dove si può guardare il mare,

avere avuta l'occasione

di osservare mia madre al

pianoforte

e che poi si sia fatta mia

l'ispirazione di metterci le

mani.

Mi basta aver capito

che l'amore conta di più,

che volere ostentare
è un ostacolo al libero respiro.
Mi basta
non aver fatto della laurea
la padrona dei miei gesti,
di aver riconosciute
le catene della borghesia
e quelle invisibili delle famiglie
e aver saputo
esserne poco contaminato.
Mi basta il privilegio
che mi offrite voi, figli miei,
colmandomi di un bene vero,
che non è mai convenienza
e non è intriso

di comune malsopportazione,

mentre vi vedo riconoscermi

e, con gioia, chiamarmi

"papà".

Mi basta essere certo

che un angelo guidi il mio

operare,

illumini il mio pensiero,

anticipi i miei desideri,

e sappia pure, per me,

chiedere alle stelle cadenti.

Mi basta che tu sia con me

a dividere davvero

quel po' di strada

che ci siamo detti,

mi basta che tu sia libera,

quello che pure tu desideri per

me,

che io sia libero

e che mi basti

il resto,

il mio presente

e quel che ho.

Io mi allontano da te

Perché tu non debba

odiarmi,

perché io non possa odiarti,

vado via perché ti voglio bene

nonostante tutto,

perché non parliamo più lo

stesso linguaggio,

perché il tempo ci ha fatti

diversi

da quelli che eravamo.

E allora vado via,

vorrei che lo volessi anche tu,

allo stesso modo,

poi che nulla è più lo stesso

del principio della nostra

storia,

ma ti voglio bene

come si deve il bene

a ciascuna creatura del

mondo.

E allora vado via,

per non ingombrare il tuo

mondo,

per non finire

con l'avere occupata la tua

strada

e sbarrato il tuo percorso

verso la meta che puoi aver

scelta

e che appartiene a te sola.

E vado via

per non abbandonarti,

per non sentire fastidio di te

e che tu non mi percepisca

come quello che ha recintata

la tua esistenza.

Vado via

perché quando saremo vecchi

sarà rimasto intatto il bene,

la gratitudine,

la tenerezza,

la nostalgia;

perché quando io arrivi a

chiudere gli occhi

a te rimanga il sapore dolce

della vita che non finisce

tuttavia

e non la sterile apparenza

di esserti liberata,

alla fine di quella parvenza di

vita

su quella strada

che non esiste più.

Adesso andiamo via ....

e ricorda, le trappole della tua esistenza ci sono gli altri o le circostanze a tendertele, ma sei solo tu a scegliere di restarci.
La sopraffazione dei riti e delle consuetudini, degli obblighi familiari vestiti di pietà che si opera su di te, o della violenza vera creata dalle paure, da tutte le paure, pure da quelle personali e senza grande significato, portano a un iterarsi di una legge non scritta di dominio degli uni sugli altri componenti di una famiglia, come una catena che si riannodi mille e mille volte senza più dare adito a trovare il capo e la possibilità di essere sciolta.
L'attenzione vada, però, tenuta sempre alta, chiunque sia il familiare in causa, che poi tanto non si potrà riconoscere il carnefice dalla vittima e, l'uno e l'altro,

potrebbero, a turno o contemporaneamente, rivestire
lo stesso ruolo.
Forse con abiti diversi. E questo ingenera confusione e pericolo negli ingenui.
E se tu, vittima, riuscirai a sottrarti per prima al controllo dell'altro senza odiarlo e senza
perpetrare il ciclo del volerlo sottomettere o annientare, avrai vinto per te, per l'altro, per i tuoi figli e per il mondo.
Il tuo esempio non sarà stata poca cosa, come un seme qualunque è più forte persino della pianta alla quale avrebbe dovuto dare origine e di quella dalla quale viene, quel seme che né un diluvio d'acqua né il vento sono capaci di distruggere: magari di portarlo lontano a germogliare dove la possibilità si fa vita, vita a ogni costo.

www.ingramcontent.com/pod-product-compliance
Lightning Source LLC
Chambersburg PA
CBHW051059250726
48656CB00001B/384